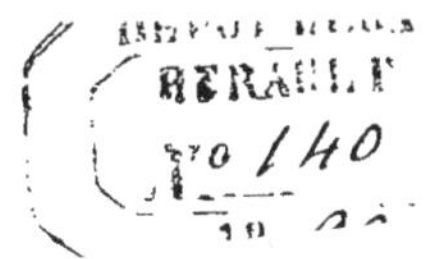

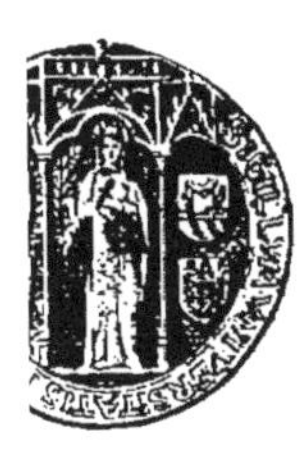

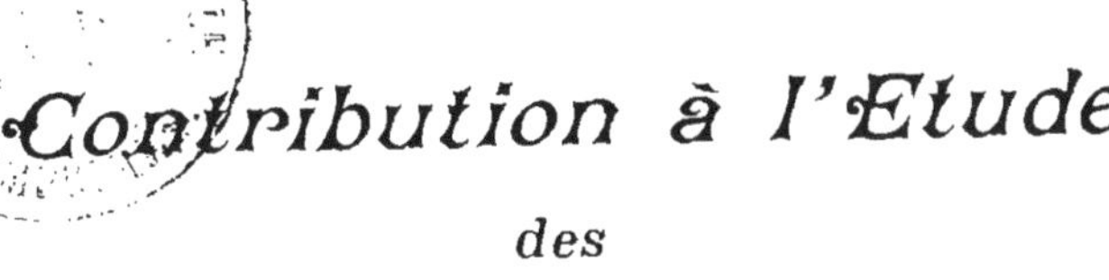

Contribution à l'Etude des Myélopathies syphilitiques

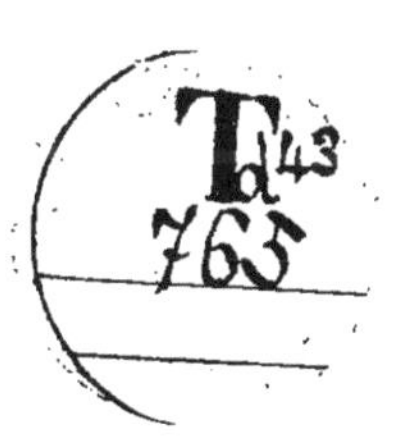

MONTPELLIER
GUSTAVE FIRMIN ET MONTANE

CONTRIBUTION A L'ÉTUDE

DES

MYÉLOPATHIES SYPHILITIQUES

PAR

JOSEPH POUGET

DOCTEUR EN MÉDECINE

INTERNE A L'HOPITAL MIXTE DE TARASCON

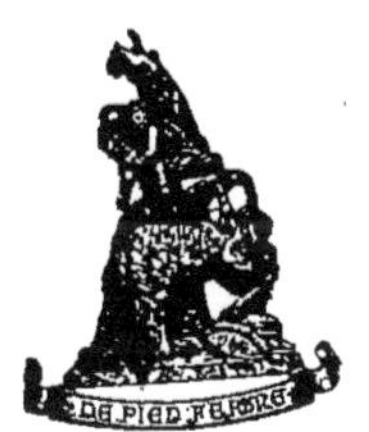

MONTPELLIER

IMPRIMERIE GUSTAVE FIRMIN ET MONTANE

Rue Ferdinand-Fabre et quai du Verdanson

1899

A MA GRAND'MÈRE

A MON PÈRE ET MA MÈRE

Les sacrifices que vous vous êtes imposés pour moi ont été si grands, votre amour et votre dévouement sont si profonds, qu'il ne me semble pas possible de vous rendre ce que je vous dois.

A MA SŒUR

A MON BEAU-FRÈRE

Puissent se resserrer encore les liens de fraternelle affection qui nous ont toujours unis !...

J. P.

A MON PRÉSIDENT DE THÈSE

M. le Docteur SARDA

PROFESSEUR DE MÉDECINE LÉGALE

A M. le Docteur DUCAMP

PROFESSEUR DE PATHOLOGIE INTERNE

A M. le Professeur-Agrégé VIRES

A mon ami Emile LAZUTTES

AVOUÉ PRÈS LA COUR D'APPEL DE NIMES

A mon ami Paul SALLES

DOCTEUR EN DROIT

AVOCAT PRÈS LA COUR D'APPEL DE MONTPELLIER

Meis et Amicis

J. POUGET.

AVANT-PROPOS

L'idée de prendre, pour sujet de notre thèse, l'étude des myélopathies syphilitiques, nous a été suggérée par M. le professeur-agrégé Vires, à propos d'un cas que nous avons eu l'occasion d'étudier dans son service des maladies des vieillards.

Nous avons divisé notre travail en cinq chapitres. Dans le premier, nous faisons l'historique de la question ; le 2e est consacré à l'anatomie pathologique ; la symptomatologie et l'étude clinique font l'objet du 3e ; le 4e est réservé au diagnostic ; enfin, dans un dernier chapitre, nous exposons le traitement. Nous avons cru bon de résumer notre travail sous forme de conclusions.

Avant d'aborder notre sujet, nous avons le devoir bien doux d'exprimer nos sincères remerciements à notre excellent maître, M. le professeur Sarda, qui nous a toujours donné les marques d'un vif intérêt. Sa bienveillance à notre égard a été aussi très grande, et en nous faisant l'honneur d'accepter la présidence de notre thèse, il a acquis tous les droits à notre vive reconnaissance.

Que M. le professeur Ducamp, qui nous a maintes fois manifesté sa sympathie, daigne accepter nos remerciements.

Au début de nos études médicales, M. le professeur-agrégé

Vires fut pour nous un excellent camarade ; devenu notre maître, il n'a pas cessé d'être notre ami.

Dans une circonstance pénible, il nous a donné la mesure de son réel attachement. Qu'il daigne accepter nos remerciements pour l'amitié dont il nous honore et dont nous sommes fier, et qu'il reçoive ici l'assurance de notre profonde reconnaissance et de notre entier dévouement.

Nous sommes heureux d'exprimer à nos confrères, les docteurs Escande et Savolle, qui furent d'excellents amis, et au docteur Canceill, qui, comme nous, accomplit aujourd'hui son dernier acte universitaire, le témoignage de notre vive amitié.

CONTRIBUTION A L'ÉTUDE

DES

MYÉLOPATHIES SYPHILITIQUES

CHAPITRE PREMIER

HISTORIQUE

Depuis le commencement du XVIe siècle, les médecins ont attribué à la syphilis certaines affections de la moelle ; mais ils avançaient des faits sans les prouver, et il faut arriver à la seconde moitié de ce siècle pour les voir anatomiquement et cliniquement établis.

En 1519, Ulrich de Hutter signale l'influence de la syphilis sur un cas de paralysie et d'apoplexie.

Sauvage relate aussi plusieurs observations de paralysie qu'il croit de nature vénérienne.

Paracelse (1538), A. Paré (1560), prétendent que la vérole détermine la paralysie « l'impotence des bras et des jambes », mais, d'après l'un et l'autre, elle peut produire les maladies les plus variées. « Aucuns, dit A. Paré, perdent l'ouïe ; autres » ont la bouche torse comme renieurs de Dieu ; autres demeu- » rent en une contraction de tous leurs membres..... Aucuns » sont taxés d'épilepsie, et, pour le dire en un mot, on peut

» voir la vérole compliquée de toutes espèces et différences de » maladies ».

Deux siècles plus tard, Astruc (1740) fait mention de l'épilepsie et de paralysies d'origine syphilitique et insiste sur la difficulté de les guérir. Il essaie de fonder ses observations sur l'anatomie pathologique, et, le premier, il attire l'attention sur les troubles circulatoires de l'encéphale, résultant de la présence de néoplasmes syphilitiques à l'intérieur du crâne.

Van Swieten (1773) parle de paralysies syphilitiques et Joseph Franck signale la vérole comme une cause fréquente de paraplégie. Benjamin Bell la voit produire ces paraplégies et cherche les preuves cliniques de ses affirmations, quand Hunter fait paraître son livre : *Traité de la maladie vénérienne* (1786).

Si Paracelse, A. Paré et quelques syphiligraphes qui les ont suivis avaient exagéré en mettant sur le compte de la vérole l'épilepsie, la manie, l'asthme, le rhumatisme, etc., par esprit de réaction excessive, Hunter considère les centres nerveux comme étant à l'abri des atteintes du virus syphilitique, comme d'ailleurs le cœur et les viscères abdominaux.

Broussais appuie cette idée de son autorité, et prétend, à son tour, que la syphilis est un assemblage de maladies inflammatoires et est justiciable de la saignée. Mais ces idées devaient disparaître devant l'observation.

Après une période où l'étude des lésions syphilitiques de la moelle semble négligée, Rodet publie (1850) un cas de myélite guérie en 5 mois par l'iodure de potassium, et Yvaren (1854) son *Traité des métamorphoses de la syphilis*. Alors commencent réellement les études microscopiques des lésions produites sur le cerveau et la moelle par la vérole.

Valdemar-Steenberg publie 147 cas de syphilis nerveuse. Il a examiné la moelle dans 13 cas et décrit les lésions qu'il a trouvées (1861).

Vichow établit méthodiquement les caractères généraux des néoformations syphilitiques dans les divers tissus ; il montre que les gommes ostéo-périostées pouvaient se propager aux enveloppes du cerveau, se développer primitivement dans l'encéphale lui-même ; et indique les caractères anatomiques et évolutifs qui distinguent ces néoformations des tumeurs d'une autre nature.

Quelques années plus tard, Heubner donne à cette question un plus grand développement.

En France, à partir de 1861, avec le livre de Gros et Lancereaux, paraissent coup sur coup les travaux de Ladreit de la Charrière, Zambaco (1862), puis de Charcot et Gombault (1874).

Fournier vient ensuite (1876), qui trace, d'une façon complète, l'histoire de la syphilis cérébrale et démontre l'existence bien réelle d'ataxies syphilitiques, admise déjà par Duchesne.

L'étude de la syphilis médullaire appartient en très grande partie à cette période toute récente. C'est grâce au développement des études histologiques qu'elle a pu prendre toute son extension. L'anatomie pathologique a été la base et le point de départ de toutes les conquêtes faites dans cette voie.

Si, il y a vingt ans, quand Charcot et Gombault publiaient leurs travaux dans les *Archives de physiologie*, on ne possédait que 4 ou 5 faits de syphilis médullaire publiés avec autopsie, les nombreux travaux de la période contemporaine (Rinecker, Corb, Rumpf, Caizergues, Homolle, Julliard, Mauriac, Fournier, Marie, Lamy, Gilbert et Lion, etc., etc.) ont comblé cette lacune et permis de poser le diagnostic de « myélite syphilitique ». En France et en Allemagne, ils deviennent chaque année plus nombreux, jusqu'à l'emporter sur ceux qui concernent les cérébro-syphiloses aujourd'hui mieux connues.

CHAPITRE II

ANATOMIE PATHOLOGIQUE

Depuis Portal (1797), auquel on doit la notion du mal de Pott syphilitique, l'insuffisance de l'exploration à l'œil nu avait conduit à n'admettre comme localisations spinales de la syphilis que les lésions grossières ayant pour point de départ le rachis. Mais les examens microscopiques ont démontré que l'infiltration de la moelle, visible seulement au microscope, se rencontre beaucoup plus fréquemment.

Bien qu'il existe un cas de carie de l'atlas d'origine syphilitique rapporté par Gluck (1), un cas de carie syphilitique des vertèbres du cou mentionné par Darier (2), et un 3e de la région lombo-sacrée signalé par Westphal, ces grosses lésions spécifiques sont rares et très rarement atteignent la moelle. Il en est autrement des altérations de la moelle et de ses enveloppes. Nous allons donc étudier : 1° les lésions des enveloppes spinales 2° les lésions de la moelle elle-même, que nous diviserons en formes aiguës et en formes chroniques.

Enveloppes spinales. — Leurs lésions spécifiques, les gommes, sont rares. Rosenthal et Westphal citent chacun un cas de gomme, longue de quelques centimètres, Moxon et Jürgens,

---

(1) *Allgem-Wiener méd. Zeitung*, 1879.

(2) Société anatomique, 1893.

de gommes minuscules, ressemblant à des granulations tuberculeuses, qu'ils ont trouvées dans la dure-mère.

Rumpf prétend n'en avoir jamais vu. Ne pourrait-on pas se demander si elles ne disparaissent pas sous l'influence du traitement et si l'induration, signalée par Charcot, ne correspondrait pas à de la cicatrisation ?

Ce qui est plus commun, ce sont les altérations diffuses des méninges spinales sous forme de pachyméningite interne. Elles sont, dans ce cas, épaissies et présentent des adhérences anormales, et entre elles et à la moelle.

Cette pachyméningite se montrerait surtout à la région cervicale et d'après Jürgens (1) aurait une marche descendante, se propagerait du cerveau à la moelle.

Lésions de la moelle elle-même. — Des lésions multiples traduisent l'atteinte syphilitique de la moelle. Ce sont :

1° Des artérites et des phlébites ;

2° Des ectasies vasculaires avec multiplication des capillaires ;

3° Des infiltrations embryonnaires diffuses ;

4° Des gommes ;

5° Des scléroses et du ramollissement.

Les myélopathies peuvent commencer soit par l'infiltration diffuse embryonnaire, soit par des formations gommeuses, soit par l'hyperémie et la dilatation des vaisseaux.

Il existe 4 ou 5 cas authentiques de gommes développées primitivement au sein de la moelle épinière. Mac Dowell en découvrit une du volume d'un haricot dans la moelle dorsale (1861) (2).

Mais la lésion primitive est, d'une façon générale, l'artérite

(1) *Charité-Annalen.*

(2) *Dublin quart. Journal.*

et la phlébite. Leyden a, le premier, en 1876, attiré l'attention sur cette artérite oblitérante. Schultze, l'année suivante, rapportait 5 autopsies de myélite syphilitique où il avait reconnu cette artérite et Lancereaux, en 1891 (1), et Lamy, en 1893, en ont fait le point de départ des autres lésions. D'après eux, le ramollissement et la sclérose sont toujours secondaires. Ces lésions ont été décrites tour à tour sous le nom d'infiltrations syphylitiques, de lepto-myélites ou encore et surtout méningo-myélites.

Méningo-myélite aiguë. — Examinée à l'œil nu, la moelle d'un individu qui a succombé à une affection médullaire syphilitique paraît saine, ne présente presque pas d'altérations, ce qui faisait croire à Zambaco qu'il existait des paraplégies *sine materia*.

La moelle est, en effet, légèrement ramollie et fortement congestionnée, on trouve quelques points hémorragiques dans la substance grise.

Au microscope, on trouve des corps granuleux cellulaires, des tubes nerveux tuméfiés, des globules sanguins plus ou moins altérés. On constate aussi une prolifération luxuriante de petites cellules rondes, à gros noyau, qui siègent plus particulièrement dans la pie-mère et les prolongements que celle-ci envoie dans la moelle. Cette infiltration néo-cellulaire pénètre dans la moelle, occupant les interstices du tissu conjonctif et entourant les vaisseaux. C'est la méningo-myélite embryonnaire de Gilbert et Lion.

On trouve aussi un exsudat de nature fibrineuse, leucocytique, qui siège à la périphérie de la moelle.

Parfois, l'infiltration spécifique s'étend beaucoup, envahit les trois tuniques méningées, pénètre profondément dans la

(1) *Semaine Médicale.*

substance nerveuse. Les cellules, ainsi accumulées, peuvent donner naissance soit à des tumeurs gommeuses, soit, au contraire, se transformer peu à peu en tissu fibreux.

Dans tous les cas, à leur niveau, tantôt la substance grise, tantôt la substance blanche, sont fortement altérées et même parfois détruites, ce qui rend compte de la marche et de la nature des accidents qui en sont la conséquence.

Si l'infiltration produit dans la moelle des foyers gommeux ou fibreux, c'est toujours au voisinage des vaisseaux, autour desquels elle est parfois cantonnée, qu'elle est le plus accentuée. Sottas (1) prétend même que la lésion débute dans les parois des capillaires sanguins. En effet, non seulement les capillaires, mais encore les veines et les artères spinales sont intéressées, ce qui a engagé Lancereaux à tout mettre sur le compte de l'artérite médullaire syphilitique. Les veines seraient les premières et plus fortement atteintes. Lamy cite même un cas, dans lequel la phlébite existait à peu près à l'exclusion de toute modification importante du côté des artères.

La tunique externe est d'abord envahie par l'infiltration, puis la tunique interne. Il en résulte une diminution du calibre du vaisseau qui peut aboutir à l'artérite ou à la phlébite oblitérante. Dans quelques cas même, l'oblitération est complétée par une thrombose plus ou moins organisée.

Des troubles circulatoires se produisent donc et leur conséquence consistera dans des modifications d'ordre nécrobiotique. La colonne grise centrale, étant très riche en vaisseaux, et de structure très délicate, sera plus particulièrement lésée, C'est ce que Sottas et Lancereaux ont affirmé, s'appuyant sur les expériences de Vulpian (2), et de Erlich et Brieger (3).

---

(1) Thèse de Paris, 1894.

(2) *Gaz. heb.* 1861.

(3) *Archives de physiol.* 1888.

Méningo-myélites chroniques. — Ce qui caractérise les myélites syphilitiques chroniques, au point de vue anatomo-pathologique, c'est d'abord la moindre étendue des lésions et surtout la transformation scléreuse.

On trouve, en effet, dans ces cas, un foyer de sclérose, occupant un segment plus ou moins étendu de la région dorso-lombaire.

En s'éloignant du foyer principal, on constate des dégénérations secondaires. Les artères et les veines spinales sont, comme dans les myélites aiguës, intéressées. D'une façon constante, existent soit l'artérite oblitérale, soit l'endopériartérite d'Heubner, associées à des lésions correspondantes des veines, et, par suite, des altérations consistant en foyers gommeux ou bien foyers de ramollissement nécrotique.

En somme, les lésions spinales de la syphilis peuvent se résumer ainsi :

1° La syphilis médullaire n'est pas une anatomiquement.

2° Elle se traduit toujours par des lésions.

3° Ces lésions, surtout accentuées au niveau de la région dorso-lombaire, comprennent presque toujours toute l'étendue de l'axe spinal.

4° Les unes sont spécifiques : gommes, scléro-gommes ; les autres banales : artérite, phlébite, thrombose.

5° Les lésions primordiales sont surtout les artérites et phlébites.

CHAPITRE III

SYMPTOMES. — ÉTUDE CLINIQUE

La syphilis joue un très grand rôle dans les affections de la moelle. Plus de la moitié de ces affections la reconnaît pour cause immédiate. Rare chez la femme, la myélite syphilitique atteint l'homme à tous les âges. Si la vérole est héréditaire, c'est tantôt pendant l'adolescence et l'âge mûr, tantôt pendant les premières années jusqu'à l'adolescence, tantôt enfin pendant la vie intra-utérine. M. Gasne (1) a, en effet, démontré que nombre de fœtus ou d'enfants mort-nés hérédo-syphilitiques présentent des lésions spinales qui eussent évolué et se fussent révélées cliniquement si elles ne les avaient tués dans le sein maternel.

Est-elle acquise, c'est surtout de 20 à 40 ans.

Rarement, elle frappe la moelle seule : elle dissémine, éparpille ses lésions d'une façon irrégulière dans tout l'axe cérébro-spinal et c'est pourquoi, dans la statistique de MM. Boulloche et Fournier, sur 1,085 cas de lésions syphilitiques des centres nerveux, on trouve 416 cas de syphilis cérébro-spinale et seulement 71 de syphilis médullaire pure.

Elle porte son action, quoique rarement, sur les vertèbres elles-mêmes, où elle produit de l'hypérostose gommeuse et

(1) Thèse de Paris, 1897.

consécutivement de la scoliose. Cette manifestation extra-spinale avait attiré l'attention des observateurs, et Portal, en 1757, la décrivait sous le nom de mal de Pott syphilitique.

Dans ce cas, le phénomène dominant dépend du siège de la lésion. Localisée à la région cervicale, elle détermine une paralysie des quatre membres, à la région dorsale ou dorso-lombaire, de la paraplégie à caractère généralement spasmodique.

Tantôt ce sont les méninges seules qu'elle atteint en y produisant des gommes, parfois disséminées sous forme de miliaire, auquel cas on a un type de myélite diffuse, parfois agglomérées, et alors on est en présence de la symptomatologie des tumeurs de la moelle.

Tantôt, c'est la moelle elle-même, indépendamment des enveloppes ou concurremment avec elles. M. Lamy a adopté une classification simple et commode acceptée par M. Brissaud. Il répartit les lésions de la syphilis spinale en trois groupes :

1° Myélites syphilitiques aiguës ;

2° Méningites et méningo-myélites syphilitiques ;

3° Paraplégie spinale syphilitique de Erb.

M. Gille de la Tourette, se basant, au point de vue clinique, sur l'évolution, reconnaît deux grandes catégories : 1° les myélites syphilitiques aiguës ; 2° les myélites syphilitiques chroniques.

C'est cette classification que nous adopterons. Mais nous ferons remarquer que toutes les myélites syphilitiques ne sauraient être comprises dans ce groupe, car, la plupart du temps, le système nerveux tout entier est le siège des déterminations de l'infection syphilitique et les localisations médullaires n'en sont qu'un épisode. C'est le cas rapporté par Charcot et Gombault en 1873. C'est le cas consigné dans la thèse de M. Lamy (1).

---

(1) Thèse de Paris, observation IV, 1893.

Le grand caractère, en effet, de l'action de la syphilis sur la moelle, c'est la dissémination, la diffusion, si bien qu'en matière de myélopathies, la localisation est tout. Elle est tout, au point de vue symptomatique, tout, au point de vue de la marche, de la durée, de la terminaison. La localisation est-elle bulbaire? la marche est aiguë, la mort rapide. La localisation est-elle lombaire? Marche aiguë ; parfois, atténuation et guérison.

1° *Myélites aiguës.* — La forme aiguë de la syphilis médullaire est presque toujours un accident syphilitique précoce. Les auteurs sont tous d'accord sur ce point.

Savard (1), sur 74 cas qu'il a réunis, a observé que l'affection médullaire avait débuté 26 fois entre 6 et 8 mois après l'apparition du chancre, 9 fois entre la 1re et la 2e année ; les 39 autres cas s'étageaient entre 2 et 25 ans.

Moinet (2), sur 58 observations, a rarement constaté la myélite avant le 3e mois, assez souvent du 3e au 10e, fréquemment dans le 6e mois.

M. Fournier prétend que dans les deux tiers des cas, c'est de la 3e à la 10e année de l'infection syphilitique.

Gilbert et Léon (3) prétendent aussi qu'elle est très précoce.

Enfin, sur 18 cas observés par Goldflam (4), une seule fois la myélite avait débuté après la première année consécutive à l'infection.

Dans cette myélite, les prodromes manquent en général ou sont très courts et, dans ce cas, ils se caractérisent par des douleurs lombaires. Elle débute donc très brusquement.

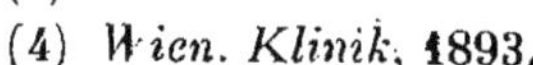

(1) *Etude sur les myélites syphilitiques.*

(2) *Etude sur la myélite syphilitique précoce*, Thèse de Lyon, 1890.

(3) *Arch. de méd.*

(4) *Wien. Klinik*, 1893.

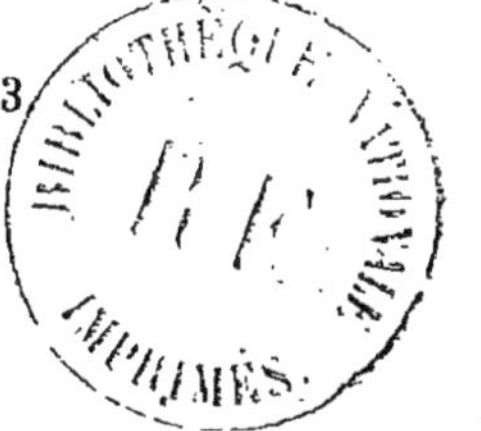

La paraplégie s'installe en 2 ou 3 jours. La sensibilité des téguments cutanés du segment inférieur est presque toujours altérée; les sphincters sont paralysés.

Des escarres se produisent souvent au sacrum et on constate de la fièvre.

La marche, la durée et la terminaison, sont variables; tantôt la myélite devient chronique et le malade est atteint de paraplégie spasmodique due à la dégénérescence ascendante et descendante des faisceaux blancs (obs. III), tantôt le malade guérit (obs. I et II), tantôt le malade meurt dans le marasme et le délire, par paralysie bulbaire (obs. IV). C'est ce que prouvent les observations suivantes :

Observation Première

(Rapportée par M. Gilles de la Tourette)

En 1888, entre à la Salpêtrière, dans le service du professeur Charcot, une jeune femme de 18 ans.

Elle avait, six mois auparavant, contracté une syphilis d'allure bénigne. Trois jours seulement avant son entrée, alors qu'elle semblait en parfaite santé, elle avait ressenti subitement des douleurs extrêmement vives dans la région dorsale inférieure de la colonne vertébrale. Le deuxième jour, au matin, les membres inférieurs étaient complètement paralysés, les réflexes rotuliens étaient abolis, l'urine devait être retirée à la sonde. Toutefois, les troubles de la sensibilité du segment inférieur du tronc et des membres inférieurs étaient peu accentués. Un traitement énergique fut immédiatement institué et, malgré une rougeur de mauvais augure du sacrum, indice d'une escarre qui ne se produisit pas, d'ailleurs, dix jours plus tard, la malade pouvait se tenir sur ses jambes, les mouvements revenaient de plus en plus satisfaisants, les troubles de la sensibilité disparaissaient complètement et, au bout d'un mois, elle quittait la Salpêtrière, complètement guérie.

Elle fut revue 5 ans plus tard ; l'affection n'avait pas récidivé.

Observation II

(Rapportée par M. Dieulafoy)

Un malade, âgé de 27 ans, entre dans son service à l'hôpital Saint-Antoine. La myélite s'était annoncée neuf mois après le chancre, par des fourmillements dans les deux jambes avec faiblesse inaccoutumée ; dès le lendemain, le malade ne pouvait plus ni marcher, ni se tenir debout ; ses jambes s'effondraient sous lui. Il était pris, en même temps, de rétention d'urine absolue et complète, d'abolition des réflexes rotuliens, d'anesthésie totale des membres inférieurs et d'une légère douleur à la région lombaire.

Tous ces symptômes étaient apparus en 36 heures avec une très grande brusquerie. Dix jours après, l'incontinence d'urine succédait à la rétention, et, au bout de 15 jours, apparaissait l'incontinence de matières fécales. Ce malade fut soumis à un traitement très intense (frictions avec 6 grammes d'onguent mercuriel et 16 grammes d'iodure par jour).

Trois semaines après, le mouvement reparaissait dans les jambes. En dix semaines, le malade marchait seul et il quittait l'hôpital complètement guéri, n'ayant eu ni troubles trophiques, ni contractions.

Observation III

(Résumée)

Empruntée à M. Sottas

Un homme de 20 ans contracte la syphilis et se soigne insuffisamment. Six ans plus tard, il éprouve dans les membres inférieurs un sentiment de faiblesse accompagné d'éléments douloureux. Au bout de quelques jours, la faiblesse augmente et, en 24 heures, une paraplégie complète et flasque s'établit. Transporté à Lariboisière, il garde le lit pendant 8 mois. Au bout de ce temps, il peut se lever et faire quelques pas, mais dès lors l'affection reste stationnaire ; la paraplégie est devenue spasmodique. Le malade ne meurt que 20 ans après.

Observation IV

(Rapportée par M. Lamy)

H..., 50 ans, entre le 22 octobre 1892, salle Axenfeld, n° 21, avec une impotence à peu près complète des membres inférieurs. Dans son passé pathologique, en dehors de la syphilis, on ne note rien d'important. En 1869, il aurait fait une chute sur le dos, à la suite de laquelle il aurait ressenti quelques douleurs en ceinture. Mais cet accident n'a pas eu d'autres suites.

Il y a un an, chancre induré sur la verge. A la consultation de l'Hôtel-Dieu, on lui a ordonné le traitement spécifique ; mais il ne l'a pas suivi. Le chancre a été suivi de roséole, de plaques muqueuses sur le scrotum. Il y a 15 jours, en revenant de son travail, il a senti brusquement ses jambes fléchir sous lui et il s'est affaissé dans la rue. Il a pu se relever lui-même et gagner son domicile ; mais la faiblesse des jambes a encore progressé dans les jours suivants, au point que, 4 jours après sa chute, le malade a dû cesser tout travail. En même temps, incontinence d'urine et constipation.

Les membres inférieurs sont presque absolument impotents. Soulevés, ils retombent en masse. La paraplégie est flasque ; les réflexes rotuliens sont abolis ; pas d'épilepsie spinale. La sensibilité au contact et à la douleur est conservée partout ; mais la sensibilité à la température est fortement diminuée sur les membres inférieurs et la partie inférieure du tronc.

Les membres supérieurs sont indemnes ; pas de phénomènes cérébraux ; rien dans les yeux, les réflexes pupillaires sont conservés. Le malade n'a jamais eu de douleurs et ne souffre en aucune façon. Il présente actuellement des lésions syphilitiques, manifestes, syphilides pigmentaires sur la peau du cou. Syphilides tuberculo-ulcéreux sur les membres inférieurs ; épididymite double indolore.

Dans les viscères, on ne constate rien d'anormal, sauf une légère congestion aux deux bases. Il existe des traces d'albumine dans les urines. Incontinence des urines et des matières fécales. Fièvre légère, 38°5.

Diagnostic : myélite syphilitique. Traitement : KI, friction mercurielle 23, 24, 25 octobre. Même état.

26 octobre. — Escharres fessières et sacrées au début. Le malade urine par regorgement ; l'urine est évacuée par la sonde. Quelques minutes après, l'infirmier de la salle le retourne pour panser ses escharres. A peine recouché sur le dos, le malade meurt subitement, à 11 heures du matin.

Observation V

(Résumée)

(Empruntée à M. Goldflaim)

Un homme de 22 ans contracte la syphilis au mois de mai 1890 et se traite par les frictions mercurielles et l'iodure de potassium.

Au mois de septembre de la même année, céphalalgie, puis rachialgie intenses empêchant le sommeil : quelques jours plus tard, la jambe droite, puis la jambe gauche se paralysent.

Anesthésie de tout le segment inférieur du tronc et des membres inférieurs : les sphincters sont paralysés. Bientôt se montre une escarre sacrée à tendance extensive : d'autres taches escharotiques surviennent au niveau des trochanters, s'accompagnant d'œdème des téguments. La fièvre s'allume, le malade se cachectise et meurt le 32e jour de sa maladie, cinq mois après le début de l'infection syphilitique.

2° *Myélites chroniques.* — La syphilis médullaire chronique peut succéder à une myélite aiguë ou subaiguë ou être chronique d'emblée ; c'est cette dernière forme qu'on observe le plus fréquemment. Ici, l'infection remonte très loin : à 14 ans dans un cas de Gilles de la Tourette, à 33 ans dans d'autres cas, à 38 ans, comme dans le cas qui fait le sujet de notre observation. Cette forme mentionnée déjà par Vulpian, désignée par Charcot, sous le nom de myélite transverse syphilitique est appelée, depuis 1892, paraplégie spinale spasmodique syphilitique d'Erb.

Prodromes. — Elle a des prodromes à peu près constants, qui consistent en fourmillements, engourdissements des membres inférieurs.

Ce sont des sensations douloureuses dans la région lombaire. Les malades éprouvent le long des cuisses ou des jambes l'impression de courants alternatifs d'eau chaude et d'eau froide, ces sensations anormales se localisent aux pieds, tantôt à l'un, tantôt à l'autre, rarement aux deux. Parfois, il semble au malade que son pied droit ou gauche soit gonflé, trop gros pour la chaussure qui le renferme ; parfois, au contraire, et chez le même sujet, la chaussure paraît trop large.

La durée de ces phénomènes est longue, coupée par des troubles du côté du rectum ou de la vessie, la puissance sexuelle est abolie.

Les choses restent dans certains cas en l'état, d'autres fois, les symptômes s'aggravent. C'est la période d'état au point de vue de la motilité : on ne trouve pas d'atrophie musculaire, la force est intacte, l'impotence motrice n'est pas absolue, mais elle est considérable, pas de Romberg ; les réflexes rotuliens sont exagérés d'un côté, plus tard, ils manquent. La paralysie n'est pas égale des deux côtés ; elle est plus accentuée d'un côté que de l'autre. Il y a de la trépidation épileptoïde.

Marche. — Les membres sont transformés ; ils sont lourds, paresseux, et à la moindre velléité d'effort ou de mouvement, ils deviennent rigides.

La démarche est raide, les genoux peu sûrs, les pieds frottent le sol. Sottas l'appelle démarche de canard, démarche de gallinacé.

La sensibilité est absente, peu intense, troublée.

On a noté des plaques d'hyperesthésie, de la dissociation de la sensibilité, du retard dans la perception.

Du côté de la vue, on trouve parfois une pupille en myosis permanent, le signe d'Argilt-Robertson.

Évolution. — *Durée*. — La maladie est parfois arrêtée dans son évolution : il y a une légère rétrocession, mais jamais la *restitutio ad integrum*. Le sujet, redevenu presque capable de vaquer à ses occupations, n'en conserve pas moins des marques évidentes de son affection. Si la trépidation spinale a disparu, les réflexes sont restés exagérés ; si l'incontinence ou la rétention d'urine n'existent plus, il reste des besoins impérieux d'uriner.

Si quelques-uns reprennent leur vie ordinaire, le plus grand nombre sont des impotents et peuplent les salles des hospices d'incurables, car cette amélioration spontanée est, en général, coupée de retours agressifs, d'épisodes subaigus, qui troublent la régularité des syndromes.

Observation VI

(Résumée)

(Rapportée par M. Gilles de la Tourette)

Il s'agit d'un malade, âgé de 44 ans. En 1892, quatorze ans après l'apparition du chancre, il ressent des crampes dans les membres inférieurs, des douleurs dans la région lombaire, auxquelles il n'attache d'abord que peu d'importance. Puis la paraplégie s'installe peu à peu ; sans être complète, elle le met néanmoins dans l'impossibilité de faire des marches un peu prolongées.

En 1893, il est presque impotent, le sphincter vésical est paralysé.

A partir de cette époque, sans avoir subi de traitement, il se produit une amélioration assez marquée pour qu'il puisse reprendre tant bien que mal son travail de terrassier.

En mai 1895, il ressent à nouveau des douleurs lombaires à caractère surtout nocturne, une grande fatigue dans les jambes. L'incontinence d'urine, qui avait disparu, se montre derechef, aussi est-il forcé de se faire hospitaliser. Il marche difficilement ; ses membres inférieurs sont raides, surtout au départ. Les réflexes rotuliens sont exagérés des deux côtés, il existe existe même une légère trépidation épileptoïde du membre inférieur droit. Celui-ci est beaucoup plus touché que son congénère du côté opposé : le contraire eût pu avoir lieu. Pas de symptômes oculaires, bien qu'ils ne soient pas rares.

L'affection, qui, chez cet homme, semblait vouloir disparaître, ne faisait donc, en réalité, que sommeiller et son réveil paraît avoir eu lieu sous l'influence de fatigues exagérées.

Observation VII

(Personnelle)

Eugène G..., 69 ans, teinturier, entre le 6 juillet 1893 à l'Hôpital-Général, salle Saint-Augustin, n° 4. Il est grand, vigoureux, de belle apparence. Ses parents sont morts nonagénaires.

A 14 ans, il quitte la maison paternelle et fait son tour de France. Il était sobre, pas dépensier, et n'avoue aucun excès.

A 25 ans, il rentre chez lui et, comme pour fêter son retour et célébrer sa rentrée au foyer paternel, il contracte la syphilis. Cette syphilis, marquée par un chancre unique et suivie bientôt de plaques muqueuses et de roséole, fut mal soignée.

De 25 à 62 ans, on note des blennorhagies nombreuses, une excitation génésique intense, des coïts à tout propos, mais pas de céphalées nocturnes. Des douleurs surviennent parfois au niveau des lombes. Ces douleurs ne sont pas circulaires, en ceinture. Elles sont tantôt superficielles, tantôt profondes, mais sans gravité. Elles rendent la marche un peu difficile.

Vers 58 ans, 33 ans après le chancre initial, le malade s'aperçoit que ses jambes ne fonctionnaient plus aussi aisément. Un jour, il est pressé, obligé de courir et, à sa grande surprise il sent qu'il ne détache les souliers du sol qu'avec une extrême difficulté. Il n'éprouve pas de douleurs, pas de fourmillements, mais il redoute de plus en plus la marche.

Le 28 avril 1893, il était assis à son bureau. Il se lève et ses jambes fléchissent, elles sont « mortes » lourdes. Il a bien la sensation du sol, et n'éprouve aucune douleur.

Le 29, le 30, l'affaiblissement dans ses jambes augmente, la marche est impossible. C'est surtout la jambe droite qui est paresseuse. Une restait toujours en arrière, cette jambe était raide.

Il entre à l'Hôpital-Suburbain. C'est alors qu'apparaissent de petits accidents urinaires. Il pissait souvent ; la vessie étant intolérante, il pissait en plusieurs temps ; il sentait bien le besoin de pisser.

Les érections s'éteignaient.

Il n'avait pas de troubles de la sensibilité, sauf une douleur très superficielle au membre inférieur droit.

Au membre inférieur gauche, il présentait un phénomène assez curieux : le pied était gros, enflé démesurément, et le malade ne pouvait se chausser.

C'était bien le tableau clinique d'une paralysie des membres inférieurs, à début assez brusque, avec quelques prodromes bien légers, et le malade, considéré comme incurable, est envoyé à l'Hôpital-Général.

Au Suburbain, il n'a pas eu de fièvre, pas de douleurs ; il mange et dort bien. Il ne se plaint que d'une chose : l'impotence des membres.

A l'Hôpital-Général, dès son entrée, les phénomènes paraissent s'amender. Il peut marcher avec deux chaises, mais les jambes deviennent raides et il s'étonne de sursauter quelquefois, quand il est debout.

Les troubles sphinctériens s'améliorent ; le désir génital reparaît de temps à autre.

Deux ans après son entrée, en 1895, dans la nuit, il a une « crise » ; c'était un ictus apoplectiforme.

Une grande impression de froid le saisit, plus marquée à droite qu'à gauche. Il ne sait pas si la sensation, cette espèce d'aura, a commencé à l'extrémité des mains ou à un orteil. Il sait qu'il a eu froid, qu'il s'est mis à trembler de par tout le corps, et puis, n'a pas d'autres souvenirs précis ; seulement, la crise passée, la jambe droite, le bras droit et la langue sont paralysés. Il parle très mal, il bredouille.

Le mois suivant, nouvelle attaque dans les mêmes conditions, précédée, comme la première, d'une aura, suivie d'une parésie généralisée avec prédominance hémiplégique à droite.

Depuis cette époque, il n'y a pas eu de nouvelle alerte. Les troubles du côté de la langue sont considérables, mais le malade se fait pourtant très bien comprendre. Il a une parole scandée, nette, lente. Il ne peut sortir sa langue hors de la bouche. Les lèvres semblent s'être rétractées ; le voile du palais est mobile ; les muscles du pharynx sont parésiés, le malade s'engoue. Il présente du ptosis de la paupière droite.

Marche, attitude. — Pour marcher, il s'appuie sur 2 chaises, les membres inférieurs sont raidis, il lance le pied et le laisse retomber en talonnant, c'est-à-dire le talon atteignant le sol le premier. Le phénomène est plus net, plus sensible à gauche qu'à droite : c'est une jambe gauche d'ataxique.

La démarche est droite, pas de zigzag, mais à chaque pas, il y a un léger mouvement de recul.

Quand il est debout, immobile, s'il est appuyé sur sa chaise il se sent très fort, ne tremble pas, ne tombe pas ; mais si on le prive de son point d'appui, il a des tremblements de tout le corps, il perd l'équilibre, « tenez-moi bien, je vais tomber », dit-il.

S'il est debout, privé de chaises, et les yeux fermés, les mêmes phénomènes se produisent : tremblements de tout le corps, perte de l'équilibre; «tenez, moi, je tombe», dit-il encore; ce n'est pas le Romberg, car l'occlusion des yeux détermine, chez ceux qui présentent ce signe, non seulement une déséquilibration, mais l'effondrement soudain, l'affaissement instantané, la chute immédiate.

Si on le fait marcher, on constate que la marche est pénible quand on interpose entre le sol et les yeux une plaque quelconque, mais le sens musculaire n'est pas émoussé, car, s'il en était ainsi, son cerveau ne serait plus renseigné par les muscles ; les yeux fermés, il ne saurait plus se diriger ; la vue lui serait indispensable pour corriger les déviations musculaires anormales.

Il sait d'ailleurs très bien, étant couché, où sont ses jambes ; il a conservé la notion du poids : il peut marcher les genoux fléchis ; il peut se baisser et ramasser à terre un objet. Le sens musculaire est donc intact.

La motilité est saine ; pas d'atrophie musculaire aux membres inférieurs ; le malade lutte avec vigueur ; aux membres supérieurs, la motilité est conservée, légèrement affaiblie des deux côtés également. Il serre un peu moins fort de la main gauche, mais ses mains ne tremblent pas en serrant ; il n'existe pas de trépidation épileptoïde.

Dans la marche, la plante du pied n'est pas le siège de sensations bizarres ; le malade sait où il marche, il n'a pas la sensation plantaire de duvet, de caoutchouc, désespoir des ataxiques.

Il a conservé la sensibilité tactile et thermique ; il est sensible à la douleur. Sa sensibilité est donc intacte. Il n'y a pas de retard dans les sensations actuelles ; pas de fourmillements, pas de douleurs fulgurantes.

Réflexes. — Pour les réflexes, le malade est un tabétique. Le malade n'a pas de réflexe patellaire ; celui du tendon d'Achille est aboli ; il ne présente pas de contractures dans les positions fixes.

Les réflexes sphinctériens vésical et anal sont intolérants ; la miction est laborieuse, en plusieurs actes, le malade pousse. Mais il n'y a pas d'incontinence ; il existe un peu de paresse viscérale intestinale. Des troubles vaso-moteurs existent ; il est sujet au froid et ses cuisses présentent une teinte cyanotique.

Pupilles. — Elles sont inégales, paresseuses. La droite est un peu plus dilatée que la gauche. Elles réagissent très mal à la lumière et, à l'accommodation, elles restent insensibles. Le champ visuel n'est pas rétréci. La musculature externe est saine à gauche, atteinte à droite ; le globe ne peut se porter en dehors vers la droite.

Ce qui frappe chez ce malade, c'est l'atteinte de la motilité. Les membres supérieurs n'ont pas leurs mouvements faciles, libres comme à l'état normal ; il n'y a pas de paralysie ; mais le malade est faible, maladroit, cherche surtout à droite, quand il veut s'appuyer sur sa chaise ou prendre son verre.

Quant aux membres inférieurs, ils sont atteints de ce qui, cliniquement, domine la scène morbide dans les myélites syphilitiques, la paraplégie (les monoplégies, étant très rarement observées, et les quadriplégies appartenant surtout aux formes cliniques généralisées), paraplégie qui, si elle n'offre pas, au point de vue du pronostic, de danger immédiat, n'admet qu'exceptionnellement la *restitutio ad integrum*, contrairement aux paraplégies aiguës, qui, si elles sont plus graves sur l'instant, comptent du moins et assez rapidement de complètes guérisons.

CHAPITRE IV

DIAGNOSTIC

Le diagnostic des myélopathies syphilitiques est très difficile. M. le professeur-agrégé Vires en a, dans une leçon magistrale, exposé les différentes raisons et c'est de cette leçon que nous nous inspirons pour la rédaction de ce chapitre.

L'anatomie pathologique nous montre qu'elles n'ont pas de stigmate anatomique. Elles n'ont pas davantage de stigmate symptomatique.

Localisée au cerveau, la vérole a quelque chose de spécial, de propre, de personnel. Localisée à la moelle, elle fait des symptômes variables quelconques.

« La bizarrerie, l'incohérence, l'éparpillement, l'étrangeté des phénomènes morbides, leurs assemblages fortuits ou incompatibles et toutes ces choses disparates qu'on croirait incapables de créer une physionomie, sont précisément les traits qui constituent les cérébro-syphiloses.

Dans les myélopathies, il n'en est pas ainsi. Les symptômes apparaissent, se déroulent, se juxtaposent suivant un ordre régulier, physiologique, et ne montrent que rarement quelque velléité d'indépendance.

La syphilis n'ajoute rien, ne retranche rien ou bien peu aux myélopathies ordinaires.

N'y a-t-il donc rien de spécial, de stigmatique dans les symptômes? demande Mauriac (1).

Notez une certaine irrégularité, une certaine diffusion dans les symptômes, leur dissémination désordonnée, le degré moins complet de leur développement et ce sera tout.

A côté de l'absence de stigmates, on constate la diffusion des symptômes, qui sont fonction de la dissémination des lésions au point de vue moteur. On a des paraplégies flasques, ou des paraplégies rigides, une démarche spasmodique; parfois elle est impossible. Tantôt perte du sens musculaire, tantôt conservation, tantôt atrophie, tantôt musculature normale.

Au point de vue sensitif, on trouve la même diffusion des troubles.

Localisés à la vessie et au rectum dans les formes aiguës, toujours précédés d'atroces douleurs dans les jambes et les cuisses, de phénomènes bizarres, de perversions sensitives, ils laissent intacts le rectum et la vessie dans la forme d'Erb, ne sont précédés que rarement d'une hyperesthésie lombaire et peuvent, par la fulguration, l'atrocité des douleurs, rappeler les douleurs fulgurantes de l'ataxie locomotrice progressive.

Cette diffusion, cette multiplicité des symptômes, parfois contradictoires, opposés, est due à la dissémination des lésions.

C'est une loi de pathologie générale que cette tendance de la syphilis à semer un peu partout ses lésions sur chacun des viscères qu'elle envahit.

A la moelle même, elle ne se cantonne pas en un point précis et nettement circonscrit; elle dissémine ses lésions au gré des vaisseaux, à l'aventure des proliférations névrogliques, atteint ici le faisceau ascendant, là le faisceau descendant,

---

(1) Syphilis tertiaire, 1890.

touche les cordons antérieurs chez tel individu, les respecte chez tel autre, où elle détruit les cordons postérieurs.

Imprégnant tout le myélencéphale de la queue de cheval au lobe frontal, elle va tigrer, chamarrer de ses néoformations gommeuses ou scléreuses, tout l'axe cérébro-spinal, et cela s'explique par la solidarité anatomique et fonctionnelle qui unit la moelle à l'encéphale. Un foyer morbide cérébral n'entraîne-t-il pas, en effet, s'il siège sur le faisceau pyramidal, une dégénérescence descendante, médullaire? et inversement, un foyer morbide médullaire, siégeant sur le faisceau postérieur, ne produit-il pas une dégénérescence ascendante, cérébrale?

Le syphilome primitif laisse une perte de substance comblée par une cicatrice.

Or, cette cicatrice est comme un corps étranger dans le système nerveux. Au-dessus et au-dessous de lui se produisent des dégénérescences organiques consécutives, qui se traduisent toujours par des symptômes de second ordre plus ou moins systématiques, en rapport avec la lésion.

La syphilis, qu'elle porte son effort sur le cerveau ou surtout sur la moelle, réalise un syndrome et rien de plus.

Ce syndrome, d'aspect clinique si multiple, présente une évolution variable, tantôt longue, tantôt courte, coupée d'aggravation et d'amélioration. Dans cette évolution, on peut établir des périodes, fixer des étapes, mais on ne peut créer des entités morbides. C'est pourquoi, *la paralysie spinale de Erb*, élevée par lui, en 1892, au rang d'entité, de maladie, n'est qu'un simple stade de cette myélopathie syphilitique.

Elle ne se différencie en rien, ni symptomatiquement, ni anatomiquement, ni étiologiquement, des autres manifestations de la syphilis médullaire. Comme elle, elle peut s'arrêter dans sa marche et rester stationnaire ; comme elle, elle peut s'améliorer, s'atténuer, sans jamais atteindre la *restitutio ad integrum*.

Comme elle, elle peut continuer à progresser, à s'exagérer, si bien qu'elle conduit à la mort par marasme bulbaire, et Erb lui-même peut être invoqué pour détruire l'autonomie du type qu'il a voulu créer.

Il admet que la paralysie spinale peut ne pas rester isolée, mais être combinée à d'autres lésions syphilitiques de la moelle ou de l'encéphale, d'où une diffusion et une gravité plus grande des symptômes observés.

Donc, rien au point de vue symptomatique ne distingue l'entité de Erb ; rien aussi au point de vue étiologique, la vérole restant la condition *sine qua non ;* le surmenage, le froid, la fatigue, la station debout prolongée, étant des causes occasionnelles banales et toujours servies.

Au point de vue anatomo-pathologique, Erb pense qu'il pourrait s'agir d'une lésion transverse incomplète de la moelle siégeant dans la région dorsale. C'est une supposition toute gratuite.

Le retentissement le plus fréquent de la syphilis sur la moelle est la paraplégie. Elle est le point de départ. Autour d'elle, des troubles variés vont et viennent, disparaissent ou se fixent, gravitent, enfin, de la façon la plus capricieuse.

Mais la goutte et le rhumatisme peuvent faire aussi des paraplégies par suite de ramollissement ou de dégénérescence scléreuse de la moelle. Ce processus dégénératif pouvant siéger à diverses hauteurs, on aura, lui correspondant, une grande complexité de symptômes. Les antécédents héréditaires et personnels, dans ce cas, éclaireront le diagnostic ; mais si la syphilis et l'arthritisme sont associés sur la même moelle, on sera en présence d'un des problèmes étiologiques les plus difficiles à résoudre.

On aura, le plus souvent, à hésiter entre les diverses maladies suivantes : 1° Méningo-myélite commune ; 2° sclérose en plaques ; 3° tabès dorsal spasmodique ; 4° syringomyélie ; 5° ataxie locomotrice de Duchenne ; 6° hystérie.

1° La méningo-myélite commune reconnaît pour causes, soit les traumatismes, soit les infections. Les caractères y sont plus nets, les symptômes plus intenses, mais on ne constate ni poussées ni rémissions.

2° On fait de la sclérose en plaques une entité morbide. Pour nous conformer à la tradition, nous la conserverons ainsi, encore qu'il soit plus scientifique de voir là un syndrome que peuvent réaliser des moteurs pathogéniques divers : toxiques infectieux, toxi-infectieux, scléreux.

Dans la sclérose en plaques, les troubles oculaires sont très accentués. On constate du myosis, des paralysies des muscles moteurs et surtout du nystagmus, qui consiste en oscillations rapides, involontaires des globes oculaires.

3° Le tabès dorsal spasmodique est congénital. On n'y voit aucun trouble vésical ou rectal, et pas de troubles sensitifs. Ici la démarche est spastique, la rigidité extrême. Les réflexes sont au maximum.

4° Dans la syringomyélie, on observe des troubles trophiques.

5° Le diagnostic différentiel avec le tabès est difficile. Les troubles de la sensibilité, la paralysie des sphincters, les phénomènes oculaires ne sont pas l'apanage ordinaire des trois grands groupes d'amyotrophie : poliomyélite antérieure, sclérose latérale amyotrophique, myopathie atrophique progressive. Ces phénomènes font rarement défaut dans les atrophies musculaires liées à la syphilis. Dans ces dernières, le traitement aura une certaine action, tandis qu'il restera toujours impuissant dans les premières. Enfin, les symptômes accessoires auront une plus grande importance dans les myélopathies d'origine syphilitique ;

6° Dans l'hystérie, on trouvera des stigmates. On observera

des contractures, des zones hystérogènes, le champ visuel sera rétréci

Quant aux paraplégies, qu'on attribuait autrefois à l'action réflexe des maladies génito-urinaires sur la moelle, ne sont-elles pas plutôt la cause que l'effet?

CHAPITRE V

TRAITEMENT

Les lésions spinales étant réelles, le diagnostic syphilis étant posé, quelle conduite faut-il tenir?

Nous ne citons qu'à titre documentaire, l'opinion de certains médecins (Fergusson, Thompson, Marodez, (*Royal Free Hospital*) qui croyaient que la syphilis tend à guérir toujours d'elle-même. On sait combien est profonde cette erreur. « Traiter la syphilis par le mépris, dit Caizergue, est fort beau sans doute, mais c'est peu pratique et beaucoup trop simple, surtout quand la paraplégie est là ».

Nous ne discuterons pas davantage l'opinion émise par quelques auteurs, que le mercure prédispose aux accidents nerveux : elle ne repose sur aucun fondement; et à cette heure où tant de fois ont été constatés les effets merveilleux du mercure, ne serait-on pas en droit de retourner l'épithète d'homicide, infligée autrefois par Torella aux partisans du mercure?

Il faut donc agir, mais d'après quelles indications, suivant quelle méthode, avec quels agents? C'est ce que nous allons établir.

Les indications sont et prophylactiques et curatives.

1° Prophylactiques. — Il existe une prophylaxie hygiénique et une prophylaxie thérapeutique.

Au point de vue hygiénique : on traitera les prédispositions générales, en modifiant, s'il se peut, l'individu dans son tempérament nerveux, dans sa tendance innée ou acquise aux excès de toute espèce.

On combattra les prédispositions locales, en s'efforçant, si le point faible est la moelle, de le modifier, suivant les indications, par l'exercice ou le repos.

On empêchera les causes localisatrices, en supprimant les habitudes, les professions qui exposent la colonne à l'action des agents extérieurs ou qui entraînent la suractivité des systèmes moteurs et sensitifs de la moelle.

Au point de vue thérapeutique, on administrera du mercure à un syphilitique qui se plaint de parésie et de fourmillements dans les membres inférieurs ; à un syphilitique qui éprouvera une sensation anormale de lassitude après une station debout un peu prolongée, chez qui la miction nécessitera des efforts, chez qui les réflexes rotuliens seront exagérés.

C'est l'opinion, bien que Leyden et Mauriac aient préconisé l'expectation, de Fournier, Rumpf, Gilbert et Lion, Kuhn, Sottas, appuyée par la plupart des statistiques. C'est ce que conseille fortement, Gilles de la Tourette qui prétend avoir de cette façon, au moins chez 3 malades arrêté le développement d'une paraplégie et qui écrit : (1) « Intervenez activement : » vous ferez de bonne et utile besogne, vous couperez en herbe » des myélites qui allaient évoluer dans le sens spasmodique. »

2° *Curatives.* — Elles comprennent la médication et le traitement général.

Les deux médicaments contre la syphilis sont le mercure et l'iodure de potassium. On avait attribué, depuis longtemps, au mercure une action sur les manifestations syphilitiques et

(1) Myélites syphilitiques.

sur la syphilis elle-même. Paracelse disait que le mercure est l'antidote de la vérole. *Morbum curat*, écrivait Rondelet. A. Paré le comparait à un furet faisant sortir le connin de son terrier. Pour Hunter et Fournier, c'est le spécifique de la syphilis.

Qui pose donc le diagnostic syphilis, doit toujours ordonner du mercure, peu importe la période de la syphilis, quelle que soit sa gravité ; qui dit aussi syphilis du système nerveux, dit traitement mixte, et dans ce cas, d'après le principe de Fournier, le mercure devra toujours être employé concurremment avec l'iodure.

Comment doit-on l'administrer ? On peut l'administrer soit par la voie buccale, soit par la voie cutanée (frictions ou injections hypodermiques).

MM. Fournier, Gilles de la Tourette, etc., donnent la préférence aux frictions, parce que l'absorption par la voie cutanée est plus régulière et plus rapide, et puis parce qu'elle sauvegarde l'intégrité des fonctions digestives qu'on doit conserver aussi satisfaisantes que possible étant donné qu'on doit donner et pendant longtemps de l'iodure de potassium. Charcot les préconise aussi, et Chevalet nous montre une paralysie ascendante guérie par elles.

On pratiquera donc des frictions d'onguent napolitain dans les régions du tégument capables d'absorption, soit les aines, ou les aisselles, soit les plis articulaires. Gilles de la Tourrette préfère ces derniers, parce que l'absorption sous les aisselles et au pli de l'aine, étant trop rapide, produit souvent une stomatite qui force à interrompre le traitement ; d'autre part, parce qu'il est difficile de débarrasser les poils de l'onguent qui s'y est attaché et qu'on risque de déterminer ainsi des érythèmes par irritation cutanée.

Voici comment il conseille de faire la friction : on emploie 4 grammes d'onguent napolitain ; on place une certaine quantité de cette dose sur un carré de drap suffisant pour envelopper, une fois la friction terminée, la région sur laquelle celle-ci aura porté. On frictionne assez fortement la peau en reprenant de temps en temps une petite dose d'onguent, de façon à ne pas se borner à enduire les téguments, mais à frotter presque « à siccité » suivant l'expression de Fournier. La durée de l'opération pour 4 grammes d'onguent napolitain, sera de 8 à 10 minutes environ.

Une fois la friction terminée, le carré de drap sera maintenu en place, recouvert d'une couche de ouate par un mouchoir ou une bande roulée autour du membre. La friction sera faite le soir au coucher, et le malade dormira toute la nuit avec cet appareil rudimentaire. Le lendemain matin, en faisant sa toilette, le malade enlèvera le pansement et fera localement une lotion tiède savonneuse : de cette façon, il ne restera rien de la pommade et il évitera l'irritation cutanée. Les jours suivants il recommencera dans une autre région et de la même manière : un jour au jarret droit, le lendemain au jarret gauche, le 3e jour à la saignée droite, le 4e jour à la saignée gauche ; le 5e jour on peut de nouveau faire la friction au jarret droit, en suivant régulièrement la même route.

Après 20 frictions, 10 jours de repos, puis 20 frictions nouvelles, s'il n'y a pas de tendance à la stomatite. Celle-ci est évitée par des soins minutieux de propreté de la bouche, par l'antisepsie. On fait deux ou trois rinçages par jour des gencives avec de l'eau boriquée, additionnée de quelques gouttes d'eau dentifrice aromatique.

Quant aux injections hypodermiques de sels mercuriels, elles doivent être réservées aux formes aiguës de la paraplégie syphilitique, aux épisodes parfois aiguës des myélites chroniques ; c'est un traitement d'urgence. Elles possèdent, en effet, une action plus prompte, plus sûre et plus énergique, mais elles présentent aussi quelques inconvénients. Elles sont, en général, très douloureuses ; parfois elles sont à peine senties, c'est qu'alors il existe, par le fait de la myélite, de l'anesthésie localisée ou généralisée. Quand elle est très marquée, elle prélude souvent à l'apparition d'escharres des régions sacrées et trochantériennes. Pratiquer des injections de liquides irritants dans des tissus ainsi modifiés, c'est non seulement risquer que l'absorption en soit défectueuse, mais encore s'exposer à l'apparition de troubles trophiques.

Si ces inconvénients ne sont pas à redouter, on fait une série de 15 à 20 injections, repos 10 jours, nouvelle série de 20 injections.

On emploiera le calomel à la dose de 5 centigrammes pour 1 centimètre cube d'huile de vaseline ou l'huile grise :

Mercure pur.	20	grammes
Lanoline.	5	—
Vaseline liquide.	35	—

dont on injecte chaque fois un dixième de centimètre cube, soit 0 gr. 05 centigr. de mercure. Gilles de la Tourette préconise la solution de peptonate de mercure ammoniaque (formule de Delpech), qui renferme, par seringue de 1 centimètre cube, 10 milligrammes de sublimé associé à la peptone, et M. Panas une préparation de 4 milligrammes de bi-iodure de mercure dans 1 centimètre cube d'huile stérilisée. De l'une ou l'autre de ces deux préparations, on fait généralement une injection de 1 centimètre cube par jour, deux dans les cas de grande urgence.

Que l'on administre le mercure en frictions ou en injections sous-cutanées, intra-musculaires, on doit donner, concurremment avec le mercure, l'iodure de potassium, sans en cesser l'emploi pendant les 10 jours de repos. Quant aux doses, il faut tenir compte des idiosyncrasies : tel malade est intoxiqué avec 1 gramme ; chez tel autre, 5, 6 grammes ne produisent pas le moindre inconvénient. D'une façon générale, on donne 3 à 4 grammes par jour, pendant 10 jours ; le dixième jour, on porte à 4 ou 5 grammes, pendant 10 jours encore ; puis, à 5 ou 6 grammes pendant le reste du traitement, si ces doses sont tolérées.

Après 50 jours de ce traitement, on laisse au malade un repos d'un mois, puis on recommence ainsi à quatre, cinq reprises, ou même davantage, suivant l'état général, suivant la rétrocession ou la persistance des manifestations nerveuses.

Le traitement général aura son importance. On recommandera aux malades la plus grande hygiène : repos absolu, aucun travail, aucun souci ni aucune préoccupation.

On les tonifiera par les ferrugineux et les amers.

On prescrira l'hydrothérapie froide, la douche en jet brisé de courte durée (8 à 10 secondes), en évitant de percuter avec force les membres inférieurs, par crainte de déterminer la contracture. On proscrira la station debout et les marches trop longtemps prolongées. On évitera le massage des membres inférieurs qui est nuisible, la malaxation des muscles provoquant la trépidation spinale. Les bains d'eau de mer chaude en baignoire, et, d'une façon générale, toutes les eaux chlorurées, sodiques, seront des adjuvants favorables.

Enfin, on pourra faire de la révulsion le long de la colonne vertébrale, au niveau du siège supposé des lésions, en appliquant des séries de pointes de feu dans les gouttières vertébrales.

Ces divers moyens thérapeutiques, combinés, pourront donner des résultats satisfaisants.

CONCLUSIONS

De cette étude sur les myélopathies syphilitiques, nous pouvons tirer les conclusions suivantes :

I. — Mal connues avant l'époque actuelle, les myélopathies syphiliques ont été étudiées anatomiquement et cliniquement dans ces vingt-cinq dernières années.

II. — Les lésions syphilitiques proprement dites sont des gommes et des scléro-gommes, les autres lésions : oblitération vasculaire, ramollissement, n'ont rien de caractéristique. L'anatomie rend compte de certaines préférences électives sur la localisation des lésions.

Rôle des distributions vasculaires dans la moelle : artérites, phlébites. La phlébite syphilitique tient une place importante dans les désordres anatomiques.

La dissémination des lésions entraîne la diffusion des symptômes.

III. — Dans la forme aiguë des myélopathies syphilitiques, les symptômes peu effrayants, de faiblesse, fourmillements dans les membres font vite place à l'impotence, et à des troubles urinaires Si elle est parfois rapidement mortelle, elle compte des guérisons complètes.

Dans la forme chronique, le début est très lent, l'impotence fonctionnelle n'arrive que progressivement ainsi que les troubles urinaires. Cette forme, si elle n'est pas rapidement mortelle, n'est pas complètement curable.

Ce qui domine les myélopathies syphilitiques, c'est la paraplégie ; les monoplégies et quadriplégies étant rarement observées.

IV. — Le substratum anatomique et l'individualité clinique de la paralysie spinale syphilitique de Erb sont douteux.

Les symptômes sont : absence de douleurs, rapidité peu accentuée, démarche de canard, troubles sphinctériens. On doit la considérer comme une des phases du processus méningo-myélitique.

V. — Le traitement doit être intense, institué dès les premiers syptômes. Il doit consister en frictions mercurielles d'une part, et iodure de potassium à hautes doses d'autre part

Le traitement d'urgence doit consister en injections intramusculaires d'une des formules indiquées.

On doit instituer aussi un traitement général.

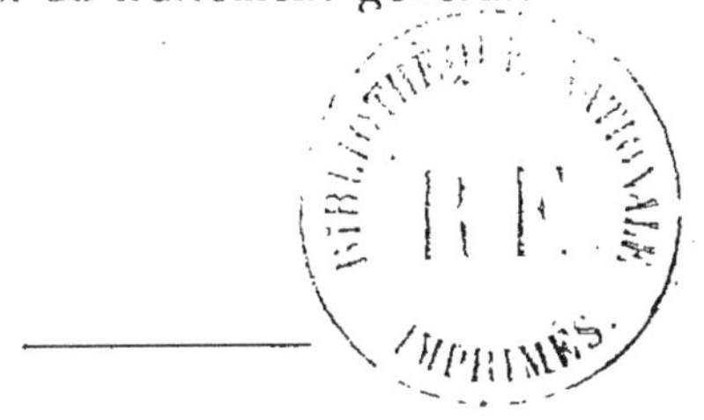

INDEX BIBLIOGRAPHIQUE

Ulrich de Hutten. — Aphrodisiacus de Grüner, 1519.

A. Paré. — Œuvres diverses, 1561.

Astruc. — *De morbo vene.* 1736.

Van Swieten. — 1773.

Portal. — Carie des vertèbres dorsales, 1797.

Rodet. — Gazette de Lyon, avril 1859.

Virckow. — Virchow's Archiv. Bd XV, 1860.

Valdemar-Heenberg. — Médico-chirurg. Review, 1861.

Heubner. — Die bretische Erkrankungen der Hirnarterien, 1874.

Gros et Lancereaux. — Des affections nerveuses syphilitiques, 1861.

Ladreit de la Charrière. — Thèse de Paris, 1861.

Zambaco — Des affections nerveuses syphilitiques, 1862.

Charcot et Gombault. — Lésions syphilitiques disséminées dans les centres nerveux, 1874. (Arch. physiol.).

Gallard. — Union médicale, 1874.

Mauriac. — Annales de dermatologie et syphiligraphie, 1875.

Fournier — Ataxie syphilitique (Annales de dermatologie), 1876.

Homolle.— (Bulletin de la Société anatomique de Paris, 1876). Méningo-myélite subaiguë à la fin de la période secondaire.

Caizergues. — Des myélites syphilitiques, Thèse Montpellier, 1878.

Julliard. — Localisations spinales de la syphilis. Thèse de Lyon, 1879.

Rinecker. — Affections syphilit. de la moelle. Berlin, Klinik-Wosch, 1882.

Savard. — Etudes sur les myélites syphilitiques. Paris, 1882.

Dujardin-Beaumetz.— Myélite chronique précoce syphilitique. (Annales dermatolog. et syph., 1882).

Déjerine. — Myélite aiguë centrale à une époque rapprochée de l'infection. (Annales dermatol., 1884).

Breteau. — Myélites syphilitiq. précoces. Thèse de Paris, 1889.

Gilbert et Lion. — De la syphilis médullaire précoce. (Archives de médecine, 1889).

Moinet. — Etudes sur la myélite syphilitique précoce. Thèse de Lyon, 1890.

Mauriac. — Syphilis tertiaire et syphilis héréditaire. Paris, 1890.

Dieulafoy et Fournier. — Accidents syphilitiques cérébro-spinaux de forme tabétique. (Société dermatolog., 1890).

Boulloche. — Contribution à l'étude des paralysies syphilitiques. Annales dermatolog., 1891.

Erb. — Neurolog. Centralblatt, 1892.

Muchin. — Centralb. f. Nervenheilk. u. Psycho, 1892.

Marie. — De la syphilis médullaire. (Semaine Médicale, janv. 1893).

Lamy. — De la méningo-myélite syphilitique. Th. Paris, 1893.

Gilbert et Lion. — Sur la pluralité des lésions de la syphilis médullaire. (Société de biologie, 1893).

Déjerine. — Société de biologie, 1892.

Sottas. — Sur la nature des lésions médullaires dans la paralysie syphilitique. (Société de biologie, 1893). Th. de doctorat, 1894.

Kasimir. — Contribution à l'étude des myélites syphilitiques. Paris, 1893.

Bardury. — Association fréquente des phénomènes cérébro-bulbaires aux symptômes médullaires de la syphilis. Th. Paris, 1893.

Brissaud. — Traité des maladies nerveuses, 1894.

Lamy. — Syphilis des centres nerveux. Paris, Masson, 1895.

Grasset. — Traité pratique des maladies nerveuses.

Fournier. — Traité de la syphilis, 1898.

Jullien. — Traité pratique des maladies vénériennes.

Gilles de la Tourette. — Des myélites syphilitiques. Paris, 1899.

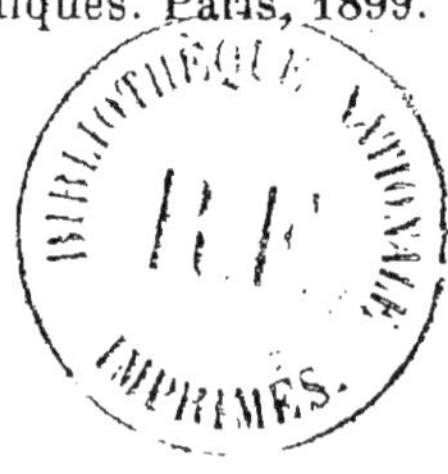

www.ingramcontent.com/pod-product-compliance
Ingram Content Group UK Ltd.
Pitfield, Milton Keynes, MK11 3LW, UK
UKHW020354250726
13967UKWH00005B/2280